AF586330

OBSERVATIONS ET RÉFLEXIONS SUR LE SCORBUT,

D'APRÈS celui qui a régné parmi les troupes françaises formant la garnison d'Alexandrie (en Egypte), pendant le Blocus et le Siége de cette ville, en l'an IX (1801), par les Armées combinées des Turcs et des Anglais.

PAR M. BALME,

DOCTEUR *en Médecine de l'Ecole de Montpellier, ex-Médecin de l'armée d'Orient, ancien Chirurgien de première classe du vingt-deuxième Régiment d'Infanterie légère, de l'Académie des Arcades de Rome, de la Société médicale de Montpellier, et Membre du Comité de Vaccine de Lyon.*

A MONSIEUR R. DESGENETTES,

Ex-Médecin en chef de l'armée d'Orient, Inspecteur général du service de santé militaire, Médecin de l'Hôpital du Val-de-Grace, Professeur de l'Ecole de Médecine de Paris, Officier de la Légion d'honneur, Membre des Sociétés de Médecine de Londres, de Montpellier, de Paris, des Académies de Rome, de Bologne, de Florence, de Sienne, de Cortone et autres, tant nationales qu'étangères :

Comme un témoignage public de considération, d'estime, de reconnoissance et d'amitié.

C. BALME.

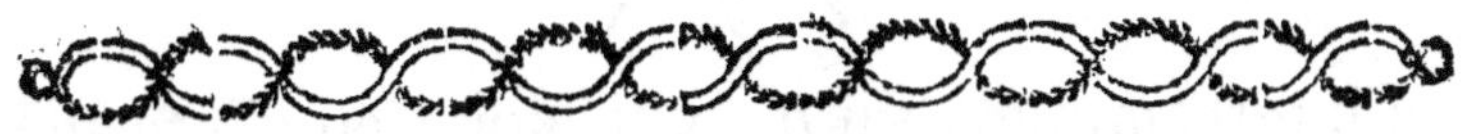

OBSERVATIONS ET RÉFLEXIONS SUR LE SCORBUT.

Ut sanitas multorum hominum eodem modo viventium........ *conservetur et præcaveantur mala quibus experientia ipsos ex hoc fonte obnoxios esse demonstravit, remedium prophylacticum non in medicamentis sed* in nutrimenti correctione *inquirendum est.* Mertens, Observ. medicæ. T. 2, cap. 2, de Scorbuto, p. 112.

1. Si le rapport réciproque d'actions entre les différens systêmes de l'économie animale est nécessaire pour l'établissement et le maintien de la santé, il l'est également pour la production et la permanence d'un état pathologique. La maladie ne diffère donc de la santé que par un changement dans la direction et l'action des forces vitales dont nos diverses parties sont pénétrées : la maladie a donc, aussi-bien que la santé, ses phénomènes réglés et soutenus; elle n'est donc comme cette dernière qu'une modification de la vie : la maladie enfin n'est donc point un état contre nature, comme on le dit chaque jour, d'autant plus que la chaîne qui unit tous les êtres animés auroit

été interrompue, s'il n'y eut point eu d'intermédiaire entre l'animal bien portant et l'animal privé de la vie. De plus, la santé et la maladie n'existant que par une série soutenue d'actions et de réactions entre nos parties, le premier état ne diffère de l'autre, qu'en ce que cette succession de mouvemens opposés qui le constitue a lieu d'une manière plus intense et plus dévelopée, tandis que dans la maladie ces mêmes mouvemens sont ou plus confondus ou plus affoiblis ; de manière qu'en supposant nos parties une fois déviées de leur premier mode (celui de la santé), elles ne peuvent que tendre à perdre de plus en plus de leur vitalité, et finir par n'en présenter aucun phénomène. Ainsi, les mêmes causes qui feront passer nos corps de l'état de santé à l'état de maladie, le feront encore passer à celui de mort, si elles continuent d'agir dans le même sens.

II. Ces principes étant posés et appliqués au Scorbut, nous verrons, peut-être, que cette affection cachectique n'est le résultat que d'une manière d'être trop long-temps la même de nos corps (surtout si la régularité permanente porte sur plusieurs parties de nos fonctions les plus importantes) et qu'on ne peut la combattre qu'en les soumettant à l'impression nouvelle et *variée* d'autres stimulus.

III. En général, toutes les descriptions du Scorbut fournies par les divers praticiens qui l'ont vu et traité, donnent lieu d'observer que l'état vicié des organes digestifs est la circonstance la plus ordinaire, et en quelque manière, la condition *sine quâ non* de l'apparition de cette maladie *morte*, et en même temps que ce mauvais état des premières voies est renforcé ou diminué, suivant que celui de l'organe cutanné (1) ou d'autres organes consensuels s'éloigne plus ou moins de leur premier mode naturel. Mais cette altération des organes digestifs est-elle toujours le produit direct des mêmes causes ? La plupart des Médecins ont paru penser que les alimens *seulement* mauvais l'occasionnoient. Cependant, les observations suivantes pourront infirmer leur opinion trop exclusive.

IV. Dodonée rapporte, qu'un homme détenu dans un lieu peu spacieux, mais élevé et aéré, fut atteint gravement du Scorbut, quoiqu'assez bien nourri (2).

Hoffmann fait mention d'une femme de trente ans, d'un tempérament fort et sanguin, menant une vie sédentaire, ne *vivant que d'alimens succulens*, aimant beaucoup les *fruits d'été* ; et qui fut cependant atteinte du Scorbut, à l'occasion d'un chagrin qu'elle éprouva dans ces circonstances (3).

Dans Milmann il est dit, que deux vieilles femmes qui ne se nourrissoient depuis plusieurs mois

---

(1) L'estomac et la peau appartenant au même système nutritif, (*Grimaud, mém. sur la nutrition*) ils doivent nécessairement s'influencer réciproquement. (*Voyez ci-après la note* 5.)

(2) Méd. obs. exempla rara. *p.* 59.

(3) T. 3. p. 382.

que de thé et d'un peu de pain qu'elles y trempoient, se virent attaquées de la même maladie(4).

V. Comment expliquer l'apparition du Scorbut dans tous ces cas où les alimens étoient cependant d'une nature généralement et intrinséquement bonne, si ce n'est en admettant que l'estomac, accoutumé à l'impression naguère stimulante de ces mêmes alimens, a fini par ne plus s'en affecter, et par tomber peu à peu dans un état d'inertie, capable de permettre et même de favoriser et augmenter l'action des autres circonstances énervantes, comme d'un défaut d'exercice, de quelque passion triste, etc.? Car il est à remarquer ici que l'état seul vicié des organes digestifs, quoique nécessaire pour la production du Scorbut (III), n'en est pas cependant toujours accompagné, et que cette heureuse insuffisance a lieu lorsque l'activité de quelques autres fonctions corrélatives ou consensuelles avec les disgestives, supplée en quelque sorte à la foiblesse de ces dernières. C'est ainsi que l'occupation *variée* qui entretient et rehausse l'action musculaire, que le *changement* fréquent de linge lequel provoque une transpiration douce et continuelle (5), que des passions agréables qui mettent toutes nos parties en expan-

(4) Del Scorbuto. Traduz. ital. p. 21.

(5) L'état de la transpiration a peut-être, après celui des organes digestifs, le plus d'influence sur le développement du Scorbut. « Where these (Discharges of perspiration by skin) are copious, the scurvy can never rise to a great height.» *Observations relative to the influence of climate, etc.* by Al. Wilson, in-8. London 1780, p. 194. — Il est très-rare, dit M. Bosquillon, (dans ses notes sur la Méd. prat. de Cullen,

sion, etc. s'opposent souvent au Scorbut (6).

VI. L'influence déjà entrevue d'une manière d'être trop long-temps la même de nos organes, dans le développement du Scorbut, pourra être confirmée par quelques réflexions sur la cause de la différence accidentelle de celui de mer avec celui de terre, sur la plus grande disposition à cette maladie de la part de ceux qui sont depuis un certain temps exposés à l'action constante des agens débilitans, sur la rapidité de la guérison des malades lorsqu'on parvient à les soumettre à un *changement* tranchant de régime, de position, de travaux, etc., et enfin, sur l'analogie qu'affecte et qu a réellement avec le Scorbut ordinaire celui qui arrive à la suite de quelques maladies, dont le traitement a été signalé par l'emploi trop régulier et trop permanent d'un même remède.

VII. Le Scorbut de mer ne diffère point essentiellement de celui de terre (7). Ce dernier seulement est ou plus opiniâtre ou quelquefois plus rapide dans ses progrès, parce que les circonstances où il a lieu ordinairement ne

---

t. 2. p. 676,) que le Scorbut ait lieu tant que la transpiration se soutient à un degré considérable. — La suppression de la transpiration est en partie la cause de la maladie. *Colombier, méd. mil. in*-8. t. 5. du Scorbut, p. 187.

(6) Lind fait observer que les causes du Scorbut doivent non-seulement agir ensemble et être portées à un haut degré, mais encore qu'elles doivent *subsister pendant un temps considérable*, *sans interruption*, et surtout la *nourriture*. Du Scorbut, t. 1. p. 167. *à la note*.

(7) Mertens, Observ. medicæ, febr. putr. etc. *t.* 2. *p.* 113.

peuvent pas éprouver un changement aussi décidé que celles où se trouvent les marins après un voyage de long cours et pour lesquels tout se renouvelle, jusqu'à l'air qu'ils respirent, dès qu'ils quittent leurs bords. Les scorbutiques de terre, au contraire, restent toujours soumis à l'influence de la même atmosphère, à l'action du même régime et à l'impression des autres mêmes agens extérieurs ; ce qui ne produit point chez eux, comme chez les marins débarqués, une mutation totale et tranchante dans l'appareil maladif et constitutionnel du Scorbut. A ce sujet, l'on seroit peut-être fondé à croire que les gens du continent atteints de cette maladie, et munis de tous les secours possibles tirés d'un régime ou végétal ou animal (XVII), pourroient en se mettant en mer guérir plus promptement que s'ils restoient à terre (8). C'est du moins ce que j'ai eu lieu de remarquer dans les scorbutiques tirés des hôpitaux d'Alexandrie et embarqués sur le vaisseau Anglais *the harmony*, n.° 48. Dans les dix premiers jours, ces malades se virent délivrés de tous leurs symptômes scorbutiques.... Leurs gencives étoient déjà dans un bon état décidé....

---

(8) Pour confirmer l'utilité de ce procédé, je crois devoir rapporter les propres paroles d'Alex. Wilson, au sujet de la conduite que l'on tient dans les colonies angloises envers les Nègres atteints du Scorbut. « It is very common in the Sugar-Islands when a Negro falls into this habit (Scurvy), and is much reduced to *send him on board some small coasting vessel*, where he generally gets well by being obliged to move about, and having an abundant supply of beef, fish and other animal food. » *Ouvr. cité, p.* 169.

et leur guérison auroit sans doute été complète, si la longueur de la navigation n'eût commencé à en rendre l'influence habituelle (XVI) et conséquemment de peu d'effet, et si en outre il ne fut survenu à cette même époque des circonstances bien propres à faire renaître le Scorbut, savoir, une malpropreté et une humidité manifestes dans lesquelles les malades aveugles sur leur propre conservation et sourds aux remontrances et aux ordres, se plurent à tenir le local qu'ils occupoient.

VIII. L'homme étant l'être animé qui demande le plus de liberté et de mouvement dans ses actions et le plus d'*instabilité* dans son régime (9), on ne doit pas s'étonner de le voir disposé au Scorbut dès qu'il est soumis aux circonstances les plus coercitives et les plus énervantes (10), comme à une vie oisive qui engourdit, à une atmosphère longtemps humide qui relâche, à une nourriture qui ne restaure point, à des infirmités qui dépensent les forces, enfin à des passions dont la tristesse n'est tempérée par aucune jouissance du moment ni par le sourire de l'espoir sur l'avenir.

IX. L'observation et l'expérience de tous les jours démontrent aux marins eux-mêmes l'avantage d'un exercice soutenu mais *varié*, et au

---

(9) Voyez Makensie, Histoire de la santé, *p.* 129. Zimmerman, Zoologie géographique, *p.* 86.

(10) Le passage *subit* d'un régime habituel (quel qu'il soit, bon ou mauvais) à un régime opposé, peut être rangé parmi ces causes énervantes. *Voyez Makensie, ibid. p.* 109.

moyen duquel ils se trouvent moins sujets au Scorbut que ceux qui sont nonchalans et oisifs.

X. Cette opportunité maladive tirée de l'activité ou de l'inertie a toujours paru renforcée par un état mou et pluvieux de l'atmosphère. Toutefois il faut remarquer que les pluies n'ont un effet désavantageux qu'autant qu'elles sont de durée, ou qu'elles repandent dans les vaisseaux et autres habitations une humidité hétérogène et difficile à dissiper. Car en elles-mêmes, et surtout quand elles ne sont que passagères, elles sont réellement nécessaires pour changer de temps à autre l'impression atmosphérique, dont l'invariabilité, si elle avoit lieu, auroit l'inconvénient de nous accoutumer et de nous rendre peu à peu insensibles à son action plus ou moins excitante. En outre, elles lavent et rafraîchissent nos corps ; elles relâchent et assouplissent nos fibres trop distendues par une sécheresse antérieure ou impregnée d'une humeur perspirable trop âcre. Mais, je le répète, il faut que l'état des habillemens n'empêche point ces avantages ; il faut qu'ils n'en contractent point une humidité permanente. C'est avec ces précautions que l'équipage du capitaine Cook entré dans la baye Dusky (nouvelle Zélande), se trouva bien des pluies qu'il essuya, au point de voir dissiper jusques aux moindres dispositions maladives que quelques matelots avoient pu contracter à bord de leur vaisseau. (*Vie du capitaine Cook*, *t.* 1, *p.* 327.)

XI. Pour donner une idée des effets désavantageux de la malpropreté, ou ce qui est à peu près la même chose du changement peu fréquent d'habillemens, je me bornerai à indiquer que les cavaliers dont l'équipement plus composé et le service *ambulant* permettoient de temps en temps une mutation dans leurs vêtemens, ont donné un très-petit nombre de scorbutiques relativement aux fantassins qui, toujours en face de l'ennemi, et le ventre dans la poussière, n'avoient aucunement le loisir (11) de se défaire des leurs, qui se trouvoient en outre impregnés d'une humidité vraiment poudreuse. Quant aux officiers, je trouve dans mon journal, qu'à la fin de thermidor, il y en avoit à peine un sur quatre-vingts soldats atteints de la même maladie. Il faut en outre observer, que les officiers scorbutiques ne l'ont généralement pas été avec autant de gravité que les soldats.

XII. Un régime de vie antérieur et consistant en alimens de mauvaise nature, influe tellement sur la durée et la gravité du Scorbut, que tous les matelots prisonniers (Turcs et Anglais), dont les salaisons et le biscuit détérioré avoient jusqu'alors formé la principale nourriture, et qui se sont vus atteints de cette maladie dans les prisons

---

(11) Le petit nombre de troupes que les françois avoient à opposer à deux armées entières et réunies par terre et par mer, et qui se trouvoit encore diminué de beaucoup par les malades entrant journellement aux hôpitaux, étoit continuellement en activité de service : pendant le jour, le soldat occupoit et défendoit les fossés et les retranchemens qu'il ne pouvoit faire qu'à la faveur de l'obscurité et dans un terrain sablonneux et mouvant.

et dans les hôpitaux d'Alexandrie, ont tous succombé. Les Français eux-mêmes dûrent peut-être aussi les progrès du Scorbut aux liqueurs spiritueuses auxquelles ils étoient fortement adonnés avant leur rassemblement dans cette ville, pendant le blocus et le siége de laquelle ils n'eurent que bien rarement de cette boisson stimulante (12).

XIII. Suivant Lind, toutes les maladies qui semblent provoquer le Scorbut, pour le moins autant qu'un usage soutenu d'alimens peu nourrissans, sont celles qui ne se manifestent point par un appareil de rigueur, et qui ne se soutiennent pas par des symptômes d'action et de réaction sensible. Ainsi les maladies chroniques où l'homme ne paroit jouir que d'une vie imparfaite, où les ressorts du principe vital tendent sans cesse au relâchement, se compliquent très-souvent d'affections scorbutiques. J'ai vu des officiers à peine guéris d'une fièvre intermittente, ou d'une dyssenterie, (pour le traitement desquelles ils avoient été obligés d'habiter ensemble dans la même chambre, de vivre de la même manière, de prendre à peu près les mêmes remèdes, etc.), qu'ils présentoient dans leur convalescence, d'ailleurs très-lente, la plupart des signes précurseurs du Scorbut, dont le développement ultérieur n'a pu être empêché que par leur prompte sortie des hôpitaux, et par un régime tout-à-fait opposé à

---

(12) Voy. Voyage to Hudson's Bay, etc., in the years 1746, and 1747, by Henry Ellis.

celui auquel ils étoient assujettis dans ces établissemens.

XIV. L'utilité de cette observation seroit peut-être applicable aux maladies chirurgicales. Trop souvent les blessés sont astreints à une diète constamment sévère; et trop souvent ils lui doivent l'apparition de nouveaux accidens, ou au moins la lenteur de leur rétablissement. Une nourriture plus succulente, plus variée, un usage en un mot plus fréquemment interrompu et alterné des six choses non-naturelles, pourroient offrir dans nos hôpitaux les heureux résultats que tous les jours nous appercevons chez nos villageois, qui savent mieux se soutenir et obvier aux effets débilitans d'une abstinence soutenue et à l'inconvénient d'une position trop long-temps la même, et au sujet de laquelle il ne seroit peut-être pas difficile de prouver qu'après une opération majeure de chirurgie, le repos absolu empêche la dispersion salutaire des forces vitales, et en favorise au contraire la concentration sur les parties qui viennent d'être irritées par le procédé opératoire (13)?

XV. Enfin, pour indiquer rapidement ce que peuvent sur l'apparition et l'intensité du Scorbut, les passions tristes dont sans doute on a déjà soupçonné l'influence dans les prisonniers Turcs et Anglais, mentionnés plus haut (XII), il me suffira peut-être de désigner la maladie, qui par

---

(13) Voyez ma dissertation inaugurale sur l'utilité de l'exercice du corps dans les maladies. *Montpellier, an X. in-4°. p. 41.*

son siége, sa marche, et souvent ses effets consécutifs, a le plus d'analogie avec la cachexie scorbutique : je veux parler de l'hypocondriacie (14) qui, aussi-bien que le Scorbut, paroît siéger dans les viscères abdominaux, y susciter quelquefois des lésions organiques, et dont les progrès sont journellement dus à des passions constamment languissantes. L'effet d'un tel état *stationnaire* de l'ame sur la transpiration dont l'altération favorise toujours le Scorbut (V), a bien été indiqué par Sanctorius, quand il dit : *Nunc hilares, nunc mœsti, nunc iracundi, nunc timidi, perspirationem magis salutarem habent quàm qui unico semper gaudeant affectu.* Aphoris. 502 (15).

XVI. La vie et la santé ne consistant que dans une série de modifications continuelles, opposées et alternées de la part de nos divers systêmes (I), et la mort n'arrivant qu'alors que nos corps cessent d'être sensibles à l'impression des agens moteurs et d'autres stimulus, dont la répétition trop invariable et trop uniforme devient, par sa monotonie, sans effet, il ne sera pas difficile d'admettre

---

(14) Au reste, le Scorbut lui-même a été observé et indiqué comme étant une des suites de l'hypocondriacie, dont le traitement en outre consiste le plus souvent dans une combinaison des anti-spasmodiques, des fondans et des *anti-scorbutiques.* Schlegel, Thesaur. Pathologico-Therapeut. *Vol. I. p.* 639, 645 *et* 660. Fracassini opuscula pathologica, de Hypocondriâ Scorbuticâ, *p.* 368, *etc.*

(15) Fracassini conseille lui-même contre l'hypocondrie scorbutique, un traitement absolument opposé à l'état, à la constitution du corps malade. *Oper. cit. p.* 376.

que, dans des sujets robustes et bien constitués, de petits écarts commis de temps à autre dans leur régime, peuvent quelquefois les mettre à l'abri de l'influence souvent imprévue de quelques agens morbifiques ; ce qui fait dire à Gorter, en parlant des alimens : *major copia ingesta non semper mala.* p. 45. (16). Une pareille déviation dans la manière d'être de notre économie animale est encore d'une utilité plus marquée dans certaines maladies, et notamment dans le Scorbut, où sans elle il n'y auroit rien à espérer des soins les mieux dirigés, et des médicamens les plus appropriés. Aussi remarque-t-on que la moindre modification simultanée (voy. la note 6) dans toutes les circonstances qui favorisent ou entretiennent cette cachexie, amène dans la position des malades une amélioration sensible. D'après cette observation l'on seroit porté et peut-être autorisé à penser que le régime le plus succulent, mais *nullement varié* et poussé trop loin, finiroit par être préjudiciable (17). Cette idée est confirmée d'une manière

---

(16) *Voyez* Lommius, Comment. de sanitate tuendâ, *in-12. p.* 24.

(17) L'homme policé n'est-il pas le plus sujet au Scorbut et ne doit-il pas cette plus grande disposition maladive à la nature de son régime ordinaire qui, changeant à tous momens et presque toujours brusquement, ne peut plus s'écarter ni se passer de cette mutation quotidienne, sans que ses organes qui y sont habitués ne s'en trouvent manifestement lésés? Le Sauvage naturellement moins mobile, au moral comme au physique, se trouve mieux d'une manière de vivre plus simple, parce que dans sa position les agens extérieurs et naturels au milieu desquels il se

positive par l'épreuve que plusieurs praticiens ont faite, au sujet du résultat tout-à-fait semblable des moyens curatifs du Scorbut tirés du règne animal et du règne végétal, en observant toutefois que pour assurer le succès des unes ou des autres substances, il ne falloit pas que les malades eussent été antérieurement nourris de celles qui devoient constituer le traitement; et c'est ici le lieu d'ajouter que chacun de remèdes anti-scorbutiques offre une efficacité toujours en raison inverse de *l'inassuétude* des sujets auxquels on l'administre. J'ai eu lieu de faire cette observation chez les scorbutiques des 1.er et 2.ème degrés de l'hôpital n.° 2, d'Alexandrie, qui éprouvèrent un mieux être sensible, dès qu'on put leur donner de la tranquillité, du vin et quelques végétaux dont ils avoient été privés depuis quelques mois, et chez qui ce changement avantageux parut moins sensible à mesure qu'ils s'habituèrent à ce nouveau régime; de manière que leur état en devint comme stationnaire (VII).

XVII. D'après ces idées suscitées d'abord par

---

trouve, suffisent ordinairement pour réveiller son irritabilité quand il en est besoin. Avec notre régime compliqué, nous avons borné le nombre et l'activité de nos sensations. Nos mets épicés, nos boissons spiritueuses se sont rendus si nécessaires à nos estomacs, que les fruits les plus agréables, les viandes les plus savoureuses, l'eau et même le vin ne suffisent plus pour les solliciter ; et si dans cet état de choses nous ne pouvons satisfaire aux besoins que nous nous sommes multipliés et naturalisés, nos organes privés de leurs stimulus ordinaires, tombent dans l'inertie, favorisent l'action des autres agens débilitans, et notre machine s'altère et se dissout.

la conduite du Capitaine Cook, qui a été le premier (18) à démontrer les avantages de *l'innovation dans le régime des Marins*, et confirmées par par les observations de plusieurs médecins et surtout de Milmann, l'on peut avancer, ainsi que je l'ai déjà fait entrevoir, que l'utilité et l'efficacité des végétaux dans le Scorbut ne sont dues qu'au régime précédent (19) que l'on a tenu

---

(18) Tous les navigateurs, témoins des ravages du Scorbut, ont épuisé, pour le réprimer, les moyens qu'ils ont pu trouver: mais, hors Cook, tous se sont trompés dans l'application et la direction de ceux que l'observation d'un jour, l'expérience même d'un voyage leur avoient montrés de quelque utilité. Sans consulter les circonstances où la généralité de leur équipage s'étoit trouvée avant l'embarquement, sans observer celles où il avoit été dans les différentes époques de la navigation, ils ont de suite cru à l'infaillibilité des secours que le hasard ou la réflexion du moment les avoient mis à portée d'essayer avec fruit. Mais la position de leurs prédécesseurs, de leurs contemporains et de leurs successeurs n'ayant point été la même que celle où ils s'étoient vus, il est arrivé que tels moyens qui leur avoient réussi, ont été inutiles et même nuisibles aux autres. Il faut donc avoir égard aux circonstances commémoratives, et surtout aux régimes passé et actuel qui ont été jusqu'alors observés par les marins, lorsqu'il s'agira de combattre une affection consécutive ou simultanée à l'un ou à l'autre de ces régimes; et s'il est question de prévenir cette même maladie, il faut se comporter, pour le régime à faire tenir pour la traiter, de manière à nuancer et varier, autant que l'on peut, les alimens que l'on a à sa disposition, et à entrecouper l'usage d'une espèce par celui d'une autre un peu différente et même contraire.

(19) Fordyce donne à entendre, et encore d'après des observations ambigues, que les acides végétaux paroissent n'agir spécialement que contre le Scorbut qui attaque les personnes obligées à se nourrir d'alimens salés. *A treatise on the digestion of food*, London 1791.

sans interruption (note 6) pendant plusieurs mois ; et l'on seroit fondé à croire qu'en supposant une pareille constance dans l'administration exclusive d'un régime végétal, il pourroit également survenir des maladies qui ne trouveroient leur spécifique que dans la substitution d'un régime animal (20), et même dans l'usage des viandes boucannées et des poissons salés (21).

XVIII. Ce que produit l'usage trop soutenu et trop régulier d'une même espèce d'alimens (22) quels qu'ils soient, des remèdes trop longtemps, trop exclusivement et trop uniformément employés peuvent aussi le produire. Le mode ordinaire d'agir des substances nourricières et médicamenteuses, (qui au fond est exactement le même, puisque la douceur des unes et l'activité des autres ne dépendent que de leur dose ou de leurs combinaisons) et surtout le résultat d'un excès d'un seul et même remède dans certaines maladies, prouvent bien qu'il y a réellement entr'elles une analogie d'effet décidée.

XIX. Les remèdes anti-syphillitiques, par exemple, donnés inconsidéremment * ou toujours de

---

(20) Aussi Wilson reconnoît-il un Scorbut *végétal*. Ouvr. cité, p. 167.

(21) La stessa traspirazione (*voy. note* 5) che da un cibo lungamente continuato potrebbe restar soppressa o impedita, vienne a rinvigorirsi da *un altro*. Scienza della propria conservazione, *Torino*, 1797. *t.* 2. *p.* 167.

(22) En général, l'on convient de la nécessité d'allier les végétaux et les viandes pour se former un régime salutaire.

* De la Phtysie pulmonaire, par Bonafox de Malet, 1804, *p.* 267.

la

la même manière, et sous l'influence d'une diète ordinairement et constamment débilitante, n'ont-ils pas souvent l'inconvénient d'amener une altération dans les solides, absolument semblable à la scorbutique et que l'on est obligé d'attaquer comme cette dernière ? Quelle conduite tient-on en effet dans le cas d'une salivation orageuse ou de la gangrène d'un bubon vénérien degénéré ? Instruit par l'observation qu'une opiniâtreté dans l'emploi du mercure à l'extérieur comme à l'intérieur, ne fait que renforcer les accidens, on se trouve infiniment mieux de la suspension de ce minéral et surtout d'un bouleversement dans le régime du malade : un changement de linges, l'air renouvelé, une manière de vivre plus restaurante, en un mot la transition complète d'un traitement affoiblissant en un traitement stimulant, entravent seuls la désorganisation commençante ; et si les circonstances n'empêchent point, ou demandent la reprise du mercure, on ne peut en espérer de bons effets qu'autant que l'on admet une variation dans ses préparations et ses doses, et même dans son usage gradué ou alterné avec d'autres remèdes (23). Pour terminer nos réflexions sur la maladie

(23) Une disposition particulière du corps laquelle entretient depuis long-temps une maladie, peut être détruite au moyen d'un régime extraordinaire et opposé à celui qu'on observoit habituellement, et conséquemment entraîner avec elle cette même maladie qu'elle produisoit. Le pithagoricien Porphyre n'assure-t-il pas que plusieurs de ses amis se sont guéris d'une Goutte ancienne, par un changement absolu dans leurs occupations et dans leur manière de vivre ? Et tout récemment

vénérienne, seroit-il hors de propos de conjecturer que, peut-être le rob anti-syphillitique de Laffecteur doit son efficacité assez fréquente autant à l'observation d'un régime scrupuleusement sevère et le plus souvent bien différent de celui que l'on a tenu jusqu'alors, qu'aux substances médicamenteuses qui entrent dans sa composition?

XX. Le changement plus ou moins absolu, et dans les remèdes et dans les six choses non-naturelles, n'offre pas seulement des avantages dans le traitement de la maladie syphillitique, il en présente encore dans celui de quelques maladies où le quinquina, par ex., administré en trop grande quantité et pendant un trop long espace de temps donne quelquefois naissance à la cachexie scorbutique, de manière à se faire regarder par Sydenham et Boerhaave comme cause de cette affection (24).

XXI. L'opinion précise que je viens de hasarder et les observations dont je crois l'avoir appuyée, n'ajoutent rien, il est vrai, aux données incertaines que l'on a de la nature du Scorbut : mais cette maladie ressemblant en cela à la fièvre, peut encore comme cette dernière être fructueusement combattue, et nous permettre ainsi de dire avec

---

Salvadori n'offre-t-il pas aux phthisiques des moyens surs de soulagement et même de guérison, en leur conseillant l'abandon du régime atténuant auquel on les assujettit trop souvent, et dans son remplacement, par l'usage des alimens restaurans et salés, et des boissons aromates, concurremment avec l'exercice et les plaisirs de la campagne, etc.? *Voyez Salvadori del morbo tisico. Torino*, 1789.

(24) Wans-Wieten. Comment, *t.* 3. *p.* 599.

P. Frank : *Causarum quidem non ubique tam evidens natura observatur : ac interdùm earumdem ignari non minùs Scorbutum curamus.*

XXII. Avant de passer à un exposé rapide de quelques symptômes principaux que m'a offerts le Scorbut d'Alexandrie, me seroit-il permis d'exposer une idée dont la justesse, si elle étoit prouvée, porteroit à croire que cette cachexie ne consiste pas toujours et uniquement en ses symptômes ordinaires et caractérisés par la lésion des gencives (XXVI) (XXXIV), par les ecchymoses et autres désordres apparens ; et à penser que les anciens ont pu connoître le Scorbut (XXVI)?

XXIII. L'affection scorbutique différeroit-elle en effet de la plupart des autres maladies chroniques, et auroit-elle un *facies* invariable, de manière à ne pouvoir exister qu'avec les traits caractéristiques, sous lesquels les modernes se sont decidés seulement à la reconnoître (25)? Ne pourroit-il pas au contraire arriver que le résultat de toutes les causes qui peuvent produire le Scorbut, s'exprimât non pas toujours sur des parties *apparentes*, mais encore sur des organes intérieurs, dont les fonctions sécrétoires ou excrétoires deviendroient d'après le concours de certaines circonstances, le centre sur lequel se dirigeroient et s'exerceroient

(25) En supposant la négative, Pringle ne seroit pas absolument fondé dans les reproches qu'il a faits à *des écrivains du premier rang, d'avoir confondu différentes maladies sous le nom du Scorbut.* Mal. des armées. in-12. t. 2, p. 340.

les impressions nuisibles de tous les agens débilitans (26) ? Les observations suivantes seroient favorables à cette conjecture.

XXIV. On voit des femmes délicates, sédentaires, moroses, demeurant dans une habitation humide, ne vivant que de mauvais alimens, on voit, dis-je, des femmes placées au milieu des causes les plus propres à produire le Scorbut, se trouver affligées d'une amenorrhée dont les symptômes allarmans ne peuvent être fructueusement combattus que par un changement absolu de leur régime, que par l'usage des stimulans et l'exercice, etc... J'ai eu moi-même occasion de remarquer que des militaires et des marins, naguères dyssentériques, se trouvoient, lors de leur atteinte de l'épidémie scorbutique, en présenter moins de symptômes apparens que d'*occultes*, siégeant dans les intestins où cette maladie donnoit lieu à un flux de sang *passif*, moins douloureux et plus hétérogène et matériel que celui dont ils avoient été précédemment tourmentés.

XXV. En outre s'il est constant, ainsi que l'ont dit plusieurs praticiens (27) et que j'ai eu déjà lieu de le confirmer, que le Scorbut survienne facilement et fréquemment à la suite des fièvres intermittentes, (28) et d'autres maladies de longue du-

---

(26) Darwin admet un Scorbut des poumons, analogue au Scorbut des marins. *Zoonomia, trad. Italiana, T.* 2. *p.* 181.

(27) Schlegel, opere cit. *p.* 596, 659.

(28) Stoll, rat. medendi. *Ticini* 1788, *pars III. p.* 3.

rée (29), ne pourroit-on pas soupçonner que les anciens qui n'avoient pas l'occasion de le voir arriver à la suite de grands voyages sur mer, et qui ont pu ne le rencontrer que dans des sujets isolés et déjà affoiblis par une maladie antérieure à peine combattue, ont été induits à ne le regarder que comme faisant une suite ou une complication de cette première maladie, et ne le désigner alors que sous le nom du symptôme tiré de l'organe le plus affecté? Ainsi il ne seroit pas hors de toute probabilité, que le Scorbut, dont sans doute on ne doit pas faire consister le caractère spécifique dans les altérations cutanées etc. (XXIII) s'est peut-être plu à se manifester aux yeux de nos ancêtres, sous les formes du *Convolvulus sanguineus*, du *Stomacace*, du *sceletyrbe*, d'*oscedo*, de *gingi-bracchium*, de *gingi-pedium*; etc, suivant que l'ensemble des agens affoiblissans portoit une impression maladive sur les viscères abdominaux ou sur les unes ou les autres extrémités, sans ou avec lésion des gencives. (*Marscousky*, de scorbuto).

XXVI. Dans la plupart des scorbutiques d'Alexandrie, la maladie a commencé de très bonne-heure par des douleurs aux lombes, d'où elle s'étendoit ensuite aux extrémités inférieures. L'apparition précoce de ce symptôme qui est généralement donné comme un des derniers de la première période des constitutions scorbutiques, dé-

(29) Cette maladie vient encore à la suite des fièvres malignes. *Lind*, *Malad. contag.* Voyez encore les ouvrages sur le Scorbut, par *Cookburn*, 1696; *Kramer*, 1737, *etc.*

crits par le plus grand nombre des auteurs, devroit-elle être attribuée aux fraîcheurs de la nuit, qui dans l'Egypte et surtout sur ses côtes maritimes, sont très-grandes relativement à la chaleur du jour? Quoiqu'il en soit, je ne dois pas omettre que dans la rechûte que les malades du vaisseau anglais *the harmony* subirent au milieu de leur navigation (VII) et qu'ils dûrent sans doute autant à la diminution des chaleurs laquelle devenoit de plus en plus sensible à mesure qu'ils approchoient des terres de l'Italie, qu'à la cessation de l'influence salutaire d'un changement dans le régime; ces mêmes douleurs fréquentes et générales ainsi que les grandes *contractions* des muscles, furent peu fréquemment suivies de l'affection fongueuse des gencives, laquelle ainsi fut alors ou plus rare ou plus tardive (30).

XXVII. Je n'ai pas rencontré souvent chez mes malades, la *chair de poule* ou *d'oie*, donnée par Rouppe comme signe pathognomonique du Scorbut. Cette différence dépendoit peut-être de la diversité du climat où ses malades et les miens se trouvoient: les derniers plongés dans une atmosphère échauffée, étoient en quelque manière forcés à une transpiration continuelle, dont l'habitude et l'abondance hâtoient défavorablement le terme de leur maladie.

XXVIII. Plusieurs ont eu la poitrine prise et

(30) Le Médecin qui n'auroit vu ces malades que dans cette circonstance, c'est-à-dire, sans la concomitance de l'affection de la bouche, auroit-il été pour cela justement fondé à croire qu'ils fussent réellement scorbutiques (XXII. XXIII.)?

ont éprouvé au moindre mouvement une respiration *crépitante*, dont le *bruissement stertoreux*, sembloit venir du fond de cette cavité. Ces malades étoient de temps à autre dans une alternative de calme et de fatigue. Quelquefois après avoir été plusieurs jours dans un état agonisant, ils sembloient renaître, et lors de cette transition à laquelle l'on ne s'attendoit point, ils n'étoient pas les moins vivaces de la salle : je crois me rappeler que ce moment d'amélioration avoit été précédé ou d'une transpiration plus facile ou d'un dégorgement sanguin des gencives et autres parties de la bouche.

XXIX. Les ecchymoses avoient lieu principalement à la partie antérieure et moyenne des jambes ou à la partie postérieure et inférieure de l'avant-bras.

XXX. La lésion des gencives peu manifeste dans le principe et le plus souvent ne paroissant qu'après l'apparition et l'établissement des douleurs scorbutiques (XXVI), faisoit des progrès rapides dans les deuxième et troisième périodes de la maladie. A cette dernière époque, les crachemens sanguins, les hémorragies orales ou nasales épuisoient assez promptement les scorbutiques.

XXXI. Ceux qui avoient des ulcères sanieux et donnant une humeur assez abondante, étoient les moins abbattus et résistoient le plus aux progrès de la maladie ; du reste, ces malades avec ces solutions de continuité sanieuses n'étoient qu'en petit nombre.

XXXII. Généralement, le Scorbut a eu une marche plus rapide chez ceux qui n'étoient pas déjà accoutumés au climat de l'Egypte, comme chez les Anglais qui ont péri plus promptement que les Français. Nitzsch avoit déjà fait à peu-près la même remarque. Le Scorbut assez lent dans ses deux premiers degrés a offert une marche beaucoup plus prompte dans le troisième, dont la rapidité même a surpassé celle que présente ordinairement, et à cette même période, le Scorbut des climats froids.

XXXIII. Pendant la dominance de la constitution Scorbutique, il n'est survenu aucun accident de peste dans Alexandrie, où cependant le foyer de cette terrible maladie, subsiste d'ordinaire toute l'année. Le dernier pestiféré que j'ai traité dans le Lazareth de cette ville, et environ trois mois avant la capitulation de la garnison Française, étoit une négresse au service d'un négociant Européen. Depuis cette malade, la peste quoique régnant dans Rosette, (à dix lieues d'Alexandrie), et dans les camps anglais, a respecté les Alexandrins et nos troupes, de manière que tous les corps armés et tous nos valétudinaires ou malades ont pu s'embarquer pour la France, sans emporter sur eux aucun miasme pestilentiel. On peut donc être étonné d'apprendre par M. Larrey, chirurgien en chef de l'armée d'Orient, (31), que le Général Menou a été

---

(31) A la convalescence décidée de la Négresse dont il est ci-dessus question, je quittai la direction du service médical du Lazareth des pestiférés, et je fus remplacé par M. *Frank*. Depuis ce moment jusqu'à celui de mon départ pour France, je voyois journellement ce médecin instruit, dont une légère

atteint de la peste au moment de son embarquement. Mais comme ce praticien ajoute qu'il *eut le bonheur de voir les phénomènes de la maladie, ou les premiers accidens de la peste, s'affoiblir à mesure qu'on s'éloignoit du rivage étranger* (32), il est très-possible que contre sa perspicacité ordinaire, il ait pris pour précurseurs de la peste du Levant, des symptômes d'une fièvre simple, nerveuse, (ataxique) à laquelle les fatigues passées et sans nombre qu'avoit essuyées M. le Général Menou, et les chagrins dévorans que lui avoient dû nécessairement causer l'éloignement de quelques uns de ses généraux, et le mauvais succès de ses opérations militaires, l'avoient d'ailleurs naturellement disposé.

XXXIV. D'après cet assoupissement de la peste pendant que le Scorbut ravageoit nos hôpitaux et la ville d'Alexandrie, ne doit-on pas au moins soup-

---

indisposition me fit de nouveau prendre, pour quelques jours, le service de santé du Lazareth.... Ainsi, s'il fut survenu depuis l'époque précitée quelque nouveau pestiféré, je crois *pouvoir assurer* que j'aurois eu tout moyen d'en être instruit et tout motif de me le rappeler, etc. Quelque pénible qu'il soit pour moi d'avoir ici une assertion un peu contradictoire à celle de M. Larrey, je me plais à croire, que d'après la connoissance qu'il a de ma franchise, ce Chirurgien en chef se persuadera volontiers, que l'amour de la vérité, (qui n'exclut pas toujours l'erreur) m'a porté seul à mettre un instant de côté la déférence que je dois à ses lumières, et qu'une diversité légère d'idées ne diminuera rien de mon plaisir et de mon zèle à cultiver l'amitié dont il m'a honoré depuis long-temps.

(32) Décade philosophique, littéraire, etc. *An XII. n.° 26, p.* 461.

çonner que la première maladie contagieuse est d'une nature opposée à celle de la seconde ? Ce doute s'est presque changé en certitude pour moi, depuis que j'ai observé qu'aucun scorbutique n'a pris la peste, et que j'ai vu au contraire des pestiférés convalescens, assujettis pendant très-long-temps à une même nourriture, à une vie constamment rigide, etc. prendre le Scorbut et en périr généralement tous, après avoir langui des mois entiers (33). Ces infortunés n'avoient presque point les gencives affectées : seulement pour symptôme *local et apparent*, ils offroient ordinairement des ecchymoses larges sur le siége et les parties adjacentes de leur bubon, lequel après avoir supuré dans un seul point, finissoit par ne subir aucune résolution et ne présenter qu'une dureté squirreuse et indolente. Parmi eux, s'est trouvé un sergent dont le bubon eut son abscession suivie d'ulcérations gangreneuses absolument semblables à celles qu'offre quelquefois dans les hôpitaux un bubon vénérien dégénéré. De temps en temps on parvenoit à arrêter les progrès de la pourriture ; mais celle-ci reprenoit bientôt le dessus, s'étendoit dans toute la longueur du pli de l'aîne et même intéressoit presque toute l'épaisseur des parois abdominales voisines.

XXXV. Ce seroit peut-être ici le lieu d'établir une différence essentielle et caractéristique entre

(33) Ainsi ceux qui prenoient le Scorbut après avoir été déjà éprouvés par la peste, languissoient beaucoup plus long-temps que les scorbutiques ordinaires.

ces deux maladies et qui se tireroit de la propriété contagieuse qu'on est forcé de reconnoître à la peste et que l'on peut ne point accorder au Scorbut : Mais cette question importante trouvera sa place particulière dans un mémoire, sur les maladies contagieuses que je pourrai soumettre aux praticiens, dès que le loisir me permettra d'assembler et d'ordonner les différens matériaux que j'ai déjà sur ce sujet.

XXXVI. Sans changement de vie (34), les meilleurs anti-scorbutiques ne peuvent qu'être infructueux ; et c'est sans-doute l'impossibilité de l'opérer dans les hôpitaux d'Alexandrie, (35) pendant que nos troupes ont été obligées de lutter au dehors, contre une masse d'ennemis puissans, et au dedans, contre la disette des choses les plus nécessaires à la vie (de l'eau même), qui a été la principale cause de l'opiniâtreté du Scorbut, et de la mortalité des scorbutiques. Au reste cette imputation a déjà été faite dans des circonstances moins critiques et moins pénibles aux hôpitaux de Pétersbourg, où l'on a pareillement observé que cette

---

(34) All of which (putrid gums, dry skin, etc.) were removed by a change of *diet*, exercise and free perspiration. *Wilson, ouvrage cité, p.* 196.

Outre les effets surprenans du *changement d'alimens* dans la guérison des scorbutiques réduits à un état déplorable, la *plus petite variation de la nourriture* contribue puissamment à prévenir cette maladie. *Lind, Traité du Scorbut, t.* 1, *p.* 167.

(35) C'est dans ces cas que les alimens ne doivent pas seulement être regardés comme substances nourricières, mais encore comme substances médicamenteuses, *altérantes*, agissant d'abord sur l'estomac par leur impression fortifiante.

maladie cachectique faisoit plus de ravages que parmi le peuple, et cela sans doute parce que tous les malades y étoient également et long-temps soumis aux mêmes remèdes, aux mêmes alimens, etc.

XXXVIII. La base du traitement en général, doit être subordonnée d'une manière contradictoire au régime auquel les malades ont été soumis jusqu'alors; mais dans cette circonstance, il faut suivre pas-à-pas la marche que tiennent les Browniens pour le traitement d'une maladie par foiblesse directe : il faut commencer à employer les stimulans légers, et aller graduellement à de plus actifs. Cette conduite est surtout à tenir pour l'usage des alimens même les plus appropriés, mais dont il faut bien se donner garde d'ingurgiter les scorbutiques. Ce fut sans doute l'inobservance d'une pareille réserve qui fit que, du temps d'Avicenne, les habitans de Boschara (ou Bokara, ville de Perse), se trouvèrent mal de l'abondance en viande et en pain qui succéda à une famine pendant laquelle ils ne s'étoient nourris que d'herbes et de racines.

XXXVIII. D'après l'inefficacité de l'usage soutenu des meilleurs toniques à l'intérieur, j'ai souvent prescrit avec utilité leur changement et quelquefois leur remplacement, par des moyens moins actifs dont l'action bénigne préparoit sans doute les scorbutiques à retirer plus d'effet d'autres moyens plus excitans que l'on employoit ensuite. Cette alternative a déjà été mise en usage, par Camus dans l'application des topiques. Cet auteur conseille pour les œdèmes et les douleurs scorbutiques des jambes, les fumigations acidulées et ammoniacées qu'il fait immédiatement suivre de l'emploi d'un liniment huileux. Cette combinaison de moyens contradictoires paroît devoir être utile, en sollicitant et en nécessitant dans les parties sur lesquelles on les applique, une mutation alternée de contraction et de souplesse, au moyen de laquelle les fibres reprennent et manifestent leur ressort : du moins les huileux seuls appliqués à l'extérieur, pour les douleurs scorbutiques ne m'ont paru les calmer que momentanément : leur action finie, les malades se plaignoient davantage de tiraillemens douloureux dans leurs extrémités inférieures.

XXXIX. Doit-on persister dans l'usage des gargarismes journellement conseillés contre les fougosités et les ulcérations des gencives ? Je n'en ai obtenu aucun effet sensible ; et cela n'est pas étonnant, parcequ'un symptôme local ne peut être fructueusement combattu que lorsque la cause (la cachexie scorbutique) n'existe plus. Dans cette circonstance je me suis le plus souvent borné à recommander aux malades de se laver la bouche avec un peu de vin ou d'autre boisson appropriée, immédiatement avant de boire ou de manger : Cette précaution prévenoit au moins la déglutition d'une salive corrompue et sanieuse. De temps en temps, et principalement lorsque le Scorbut diminuoit de son activité, les malades se sont bien trouvés de rouler entre les lèvres et les gencives, un petit morceau d'alun crû ; et quand il y avoit désorganisation dans quelque point, je la faisois toucher légèrement et chaque jour avec du vitriol bleu. Ces moyens topiques n'avoient pas, comme tous les gargarismes, l'inconvénient d'ajouter à l'humidité des parties.

XL. Résumons et disons que le Scorbut a pour cause essentielle (III) un état d'asthénie des organes digestifs par suite de leur assuétude à l'impression des alimens d'une seule et même espèce, lesquels finissent par ne plus stimuler ; que cette asthénie de l'estomac, etc. renforcée par un dérangement dans les fonctions des systèmes cuttané et musculaire, augmente à son tour leur lésion et, vice versâ, que cette même asthénie des premières voies peut être diminuée par un état de vigueur dans les organes du mouvement, de force dans les facultés intellectuelles et par une température sèche, douce et variée de temps à autre (XXII etc.). Concluons enfin que d'après l'inutilité souvent absolue et malheureusement trop reconnue de tous les moyens anti-scorbutiques, le plus exclusivement recommandés jusqu'à ce jour, et d'après l'observation confirmée que les végétaux ne combattent point le Scorbut par une vertu spécifique, inhérente et particulière, il demeure constant que le changement seul du régime (36),

---

(36) Cette opinion paroît être celle des meilleurs praticiens. *Voyez Tissot*, maladies des nerfs, t. 4, p. 265. *Colombier*, méd. milit. in-8. t. 5, p. 195. *Lind.* etc. etc.

Je crois devoir terminer par une réflexion relative à la division du Scorbut, en *acide* et en *alkalin*, qui est peut-être plus fondée qu'on ne le pense.

La nature de toutes les humeurs animales est influencée

soutenu toutefois et favorisé autant que possible par une modification dans l'usage des six choses non-naturelles, doit faire la base d'un traitement anti-scorbutique ; et, ainsi l'on peut dire, au sujet du Scorbut ce que P. *Frank* a dit au sujet des maladies en général : *Solo interdùm mutato victu saluti quàm optimè consulimus amissæ.* Epitome de curandis hominum morbis. L. I, p. XIX.

---

par celle des matières alimentaires, sur lesquelles l'estomac s'exerce journellement ; ainsi dans les mammifères, on voit le lait tendre à l'*alkalescence* ou à l'*acescence*, suivant que l'animal qui le fournit s'est nourri ou de viandes ou de végétaux. * Par analogie, ne pourroit-on pas soupçonner que la nature de la transpiration éprouve cette même influence, de manière à présenter une dominance acide ou alkaline, selon que l'on s'est nourri pendant quelque temps seulement, ou de viandes ou de végétaux ? Ainsi l'on pourroit peut-être admettre et reconnoître un Scorbut *acide* à la suite d'un régime végétal long-temps soutenu, et un Scorbut *alkalin* à la suite de l'usage exclusif et non interrompu des viandes.

* D. Young, De naturâ et usu lactis in diversis animalibus. *Cap.* VIII. *Sect.* I. et VI.

[illegible] autant que possible par une modification dans l'usage, [illegible] pût faire la base d'une [illegible] ; et, [illegible] pour dire, au sujet [illegible]

[illegible]

www.ingramcontent.com/pod-product-compliance
Lightning Source LLC
LaVergne TN
LVHW052012160826
845678LV00003B/1023